LES

EAUX D'AIX EN SAVOIE

EN 1856

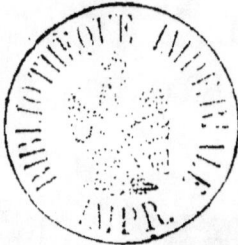

Par L. Bertier,

Docteur en Médecine et en Chirurgie, Vice-Président de la Commission médicale
d'inspection de l'Établissement thermal.

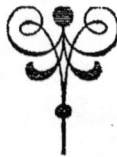

CHAMBÉRY

IMPRIMERIE DE PUTHOD FILS, AU VERNEY

1856

LES

EAUX D'AIX

EN 1856

—◦◦◦◦◦◦◦—

Par suite des travaux en cours d'exécution à l'établissement des bains d'Aix, les sources thermales de cette ville sont entrées dans une phase nouvelle d'abondance et de richesse qu'il importe de faire connaître au public médical.

Aix est, de temps immémorial, en possession de deux sources thermales, l'une appelée *Eau de soufre*, et l'autre *Eau d'alun* ou *Source de Saint-Paul*, toutes deux placées dans des conditions différentes de nature, de température et de volume.

La première de ces sources, considérée à juste titre jusqu'ici comme la plus importante, fournit près de deux millions de litres d'eau par jour, et contient, d'après l'analyse de M. Joseph Bonjean, de l'acide sulfhydrique libre et une grande quantité de principes minéralisateurs.

L'eau de soufre sourd à travers les fissures d'un rocher, auquel est adossé l'établissement thermal.

La source d'eau d'*alun* ou de *Saint-Paul* formait un petit lac souterrain dans des cavités vastes et profondes, connues sous le nom de *Grotte des serpents*.

C'est de ce lac que provenaient la source du *Cul-de-lampe*, la source *Héritier*, la source *Fleury*, sources dont l'identité d'origine était tenue pour constante, malgré certaines différences de température et de sulfuration : différences qui s'expliquaient facilement par les infiltrations d'eaux pluviales que permettait la nature de la roche qui forme la voûte de la grotte.

L'établissement thermal, jusqu'en 1854, ne recevait ainsi, de l'abondante source de la Grotte des serpents, que l'eau du Cul-de-lampe, et, depuis cette époque, on y avait ajouté la source Héritier ; mais en tout, le volume en était moindre de moitié que celui de l'eau de soufre, et, d'un autre côté, c'est à peine si les réactifs les plus sensibles décelaient, dans la composition de cette eau, quelques traces de principes sulfureux. Elle avait été appelée très improprement *Eau d'alun* par les anciens, et, d'après Anglada, les chimistes modernes la regardaient avec raison comme une eau sulfureuse dégénérée.

Telle était, jusqu'à la fin de 1855, la condition des deux sources thermales desservant l'établissement d'Aix.

Les choses ont dès lors bien changé de face. L'eau d'alun arrive aujourd'hui à l'établissement avec un volume triple, avec un degré de chaleur plus considérable et une sulfuration au moins égale à celle de l'eau de soufre ; elle se trouve, de plus, à l'abri des infiltrations pluviales.

Ces améliorations sont dues au changement de système dans l'administration des thermes.

Cette administration était dévolue, par le passé, à une commission nommée par le gouvernement, et dont le budget, ne se composant que du produit des eaux, ne lui permettait aucune dépense importante.

En 1853, les bains furent affermés pour vingt ans à M. Bias, alors directeur du Casino, à la charge d'augmenter l'établissement thermal dans les proportions exigées par le nombre toujours croissant des baigneurs.

Le premier acte, le premier soin du fermier fut d'appeler M. François, ingénieur des mines, à proposer les mesures nécessaires pour le bon aménagement des eaux.

D'après les plans de cet ingénieur si justement renommé, et de M. Pellegrini, architecte du Casino, on se mit aussitôt à l'œuvre pour la construction de deux bassins ou réservoirs, destinés à réunir une grande quantité d'eau des deux sources.

Ces réservoirs, hermétiquement fermés par le haut, sont alimentés par le bas, en sorte qu'ils ne peuvent donner lieu à aucune déperdition de principes minéralisateurs.

On songea en même temps à capter les eaux de la Grotte des serpents, et l'on y est parvenu en pratiquant dans le roc vif, à cinq mètres de profondeur au-dessous du lac formé par les eaux d'alun, une galerie de cent mètres de longueur.

Là, on a trouvé toutes les eaux d'alun réunies et surgissant du rocher par un puits naturel de six mètres de profondeur. Une salle de captage a été établie, et de là les eaux d'alun sont conduites à l'établissement par un canal courant le long de la galerie.

Ce travail souterrain a eu pour effet de supprimer immédiatement toutes les déviations latérales de la source; l'eau d'alun a cessé de venir soit chez Fleury, soit chez Héritier, soit même au Cul-de-lampe, et l'identité dont je parlais tout à l'heure est ainsi devenue constante. Mais, en même temps, l'établissement se trouve maître de la source entière, avec toute l'abondance et toute la richesse qu'elle présente à son véritable point d'émergence, celui d'où elle remontait dans les grottes, hier pleines d'eau, aujourd'hui complètement à sec, et offrant à l'investigateur le curieux spectacle de leurs parois découpées de mille manières bizarres par l'action corrosive des eaux, qui y ont séjourné pendant des siècles.

La ferme des bains a passé aujourd'hui des mains de M. Bias à une société chargée d'achever les travaux, qui doivent doubler l'ancien établissement thermal.

Je ne puis me défendre de rendre ici justice soit à M. François, soit à M. Pellegrini. Grâce à eux, l'établissement thermal d'Aix se trouve aujourd'hui doté d'une telle abondance d'eaux, qu'il pourra désormais suffire à toutes les exigences de l'avenir.

Mais revenons à l'examen de l'eau que l'établissement thermal reçoit actuellement de la source de Saint-Paul, nom qu'il conviendra de lui conserver à la place de celui d'eau d'alun, qui est devenu aujourd'hui plus impropre que jamais.

Je disais qu'elle avait triplé de volume ; c'est ce que l'on verra par le tableau que l'on trouvera plus loin.

J'ajoutais qu'elle avait augmenté de sulfuration, et de fait, les expériences les plus simples ont suffi pour m'en convaincre.

Frappé de l'aspect jaunâtre du sédiment qui se déposait dans les conduits provisoires en bois, placés pour faire écouler l'eau hors de la galerie, je recueillis et je fis sécher une certaine quantité de ce dépôt. Il se réduisit en poudre grisâtre, laquelle, jetée sur des charbons ardents, se consumait aussitôt en produisant une belle flamme bleue, et en dégageant du gaz acide sulfureux, facilement reconnaissable à son odeur suffocante.

L'expérience, plusieurs fois répétée, produisit toujours le même résultat.

Plus de doute dès lors : l'eau d'alun était devenue sulfureuse et déposait dans sa course du soufre précipité presque pur ; car le résidu, après la combustion, était minime.

On voit, par là, que l'opinion de M. Fontan, qui regarde les eaux d'Aix comme des eaux sulfureuses accidentelles, est complètement erronée.

En effet, ces eaux déposent du soufre précipité, et M. Pichon, pharmacien à Aix, a recueilli dans les douches d'enfer du soufre sublimé et cristallisé.

Mon ami et bon confrère, C. Gaillard, avait déjà signalé ce fait dans son travail intitulé : *Note clinique sur l'action des eaux d'Aix en Savoie dans le traitement des phlegmasies chroniques des articulations.* Chambéry, 1855.

Afin de m'édifier sur le rapport que nos deux sources thermales ont entre elles, j'ai fait, avec le concours bienveillant de M. Pichon, diverses expériences comparatives, dans lesquelles l'eau de la source Saint-Paul s'est comportée de la même manière que l'eau de soufre avec les réactifs employés.

Je mets en regard, dans le tableau suivant, les résultats que j'ai obtenus sur l'eau d'alun et ceux qu'a obtenus M. Bonjean, lorsqu'il fit son analyse en 1848 :

Tableau comparatif de l'Eau d'alun.

ANALYSE DE M. J. BONJEAN EN 1848.	EXPÉRIENCES QUE J'AI FAITES LE 16 FÉVRIER 1856.
L'acétate de plomb ne produit dans l'eau d'alun qu'un abondant précipité blanc, sans la moindre coloration.	*L'acétate de plomb*, versé dans l'eau d'alun prise à sa source, y produit instantanément un précipité blanc foncé.
Une lame d'argent, bien décapée et plongée dans un verre d'eau d'alun, ne se recouvre pas de bulles d'air, et ne perd rien de son brillant métallique après 30 heures de contact.	*Une lame d'argent*, bien décapée et plongée dans l'eau d'alun, y devient, au bout de 2 minutes, d'un brun foncé.
L'azotate d'argent en dissolution forme un abondant précipité blanc très pur, qui ne change pas après plusieurs jours.	*L'azotate d'argent* en dissolution forme dans l'eau d'alun un précipité brun foncé, qui ne tarde pas à se déposer au fond du verre.
Le papier de Saturne, exposé à la vapeur d'eau d'alun, ne décèle aucune trace d'acide sulfhydrique et reste blanc.	*Le papier de Saturne* exposé à la vapeur d'eau d'alun noircit en quelques minutes.

Ainsi, cette eau est aussi sulfureuse que celle de la source de soufre, car elles marquaient toutes deux 2° 4/10 au sulfhydromètre, le 16 février dernier, jour où je les ai essayées.

Il n'y a donc plus de raison de conserver à cette dernière sa dénomination, et de même que j'ai proposé de conserver à l'eau d'alun le nom seul de *Source de Saint-Paul*, je proposerai d'appeler désormais la source d'eau de soufre, *Source du grand établissement*.

Ces dénominations me paraissent convenables, en

ce qu'elles ne préjugent rien quant à la nature de ces deux eaux.

La grande analogie que ces eaux ont entre elles indique clairement qu'elles ont un réservoir commun, et les différences qu'elles présentent, tiennent à la nature des terrains qu'elles parcourent et aux courants qu'elles rencontrent depuis leur bifurcation.

Du reste, la chimie n'a pas encore dit son dernier mot ; attendons son jugement.

Elles continueront, j'en suis sûr, à remplir des indications différentes, quoiqu'elles aient beaucoup d'analogie entre elles ; ce qui ne surprendra d'ailleurs personne, car on n'ignore pas que les sources les plus rapprochées et les plus identiques en apparence, présentent des différences très grandes dans leur mode d'action.

Ce ne sont pas ces différences que je viens signaler ici ; je me borne, au contraire, à constater les changements infiniment avantageux qu'a reçus l'eau de la source d'alun, que j'appellerai désormais *Source Saint-Paul*. C'est une transformation presque complète. Aux médecins maintenant à étudier les nouvelles propriétés qu'elle aura développées. C'est là, je le répète, une véritable révolution dans les eaux thermales d'Aix : la source de Saint-Paul est devenue la source principale, sous le double rapport de la quantité et de la température.

Le tableau suivant le prouve en résumant en chiffres ce que nous venons de dire à cet égard :

Désignation des sources.	Température.	Cubage approximatif.
Source du grand établissement.	44° 00	1,500,000 litres.
Source Saint-Paul............	47° 00	3,900,000 »

Dépense totale en 24 heures 5,500,000 litres.

Enfin, comme les eaux de la source Saint-Paul se trouvent maintenant captées au point où elles jaillissent du rocher, elles seront à l'abri des infiltrations pluviales.

Avec cette accumulation de richesses thermo-minérales, il est facile d'approprier l'établissement aux besoins d'un service qui devient chaque année plus considérable.

Aussi, de grands travaux sont commencés, un nouvel édifice se crée en contiguïté avec l'ancien ; il s'étendra sur l'emplacement de cet amas de maisons qui obstruait la majeure partie de ce dernier.

Les plans en ont été dressés par M. Pellegrini, avec la collaboration de M. François, et ces plans ont été approuvés par le gouvernement, après avoir été concordés avec la commission médicale d'inspection des eaux d'Aix.

Les travaux doivent être terminés pour la saison des eaux de 1858 ; mais déjà pour la saison prochaine, de grandes améliorations seront réalisées : déjà, par exemple, on aura dans l'établissement deux magnifiques salles d'inhalation, dont le besoin se faisait vivement sentir et dont la commission médicale a réclamé avec instance la réalisation immédiate.

Il résultera de tout cela que la ville d'Aix sera en possession de l'un des premiers, sinon du premier établissement thermal de l'Europe. Dès à présent même, sous le rapport du volume et de la température des eaux ainsi que de leur mode d'administration, la supériorité de notre établissement est incontestée.

DES DIVERSES SOURCES MINÉRALES

DE LA VALLÉE D'AIX

Dans la même vallée et à peu de distance de la ville, sourdent quatre sources minérales importantes qui ont chacune leur spécialité.

Ce sont, par ordre de proximité, la source d'eau sulfureuse froide de Marlioz, située à un kilomètre sur la route de Chambéry.

La source ferrugineuse de Saint-Simon, à douze cents mètres.

La source des eaux alcalines, magnésiennes, située également à Saint-Simon, non loin de la précédente.

Enfin, les eaux sulfureuses, sulfhydratées, alcalines, iodurées, bromurées, de Challes, situées à vingt kilomètres d'Aix, mais qui en sont rapprochées par un chemin de fer.

Je m'étendrai un peu sur les propriétés de ces deux dernières, dont j'ai étudié l'action d'une manière plus spéciale et dont j'ai eu beaucoup à me louer dans la pratique.

Eau alcaline de Saint-Simon (source Raphy.)

L'eau alcaline, magnésienne, de Saint-Simon, est minéralisée par les bicarbonates de chaux et de potasse, d'après la savante analyse qu'en a faite M. de Kramer, professeur distingué de Milan.

L'usage de cette eau est indiqué dans les affections chroniques des voies digestives, gastrite chronique, gastralgie, dispepsie.

Un seul fait parmi ceux que j'ai observés, suffira pour prouver l'efficacité de ces eaux dans ce genre de maladies.

Madame *** avait conservé, à la suite d'une maladie grave, un état d'atonie des organes digestifs ; sa digestion était lente et pénible et souvent accompagnée de renvois acides.

Après avoir fait usage des différentes eaux alcalines les plus réputées, sans en avoir obtenu aucun soulagement, elle fut envoyée à Aix par son médecin pour y prendre des bains.

Le traitement thermal n'amena aucun changement dans son état, mais il s'améliora rapidement par l'usage de l'eau alcaline de Saint-Simon ; je sais qu'elle a continué d'en boire longtemps encore après être partie d'Aix, si bien que c'est à cette eau que l'on doit attribuer exclusivement sa guérison.

La même année, j'ai eu plusieurs malades dont les digestions avaient été troublées par l'excitation du traitement thermal, et qui ont recouvré promptement l'appétit en faisant usage à tous leurs repas de l'eau alcaline de Saint-Simon.

Eaux de Challes.

Les eaux de Challes sont, de toutes les eaux minérales connues, les plus riches par leur sulfurisation et
leur ioduration. Le titre de sulfurisation de ces eaux
est de 180 degrés, tandis que celui des eaux les plus
sulfureuses de France n'est que de 40 degrés. Elles
contiennent un centigramme d'iodure de potassium
par litre.

Ces eaux, remplaçant avantageusement, dans une
foule de cas, le soufre, l'iode et le mercure, ont pris
rang parmi les agents thérapeutiques les plus héroïques;
M. le chevalier Domenget, médecin et propriétaire de
la source, a publié en 1854 un troisième recueil d'observations qui ne laissent aucun doute à cet égard.

Comme il n'existe pas d'établissement à Challes, et
que ces eaux supportent le transport sans éprouver
d'altération sensible, la plupart des malades qui veu-
lent en user, se rendent à Aix, où ils les prennent
simultanément avec les eaux thermales.

Elles s'emploient à la dose de trois ou quatre bouteilles par bain, et en boisson, depuis un verre jusqu'à
un litre et plus par jour.

La combinaison des eaux d'Aix et de celles de Challes
forme le traitement iodo-sulfureux le plus parfait qu'il
soit possible d'imaginer, et je dirai même le spécifique
par excellence des affections scrofuleuses, mercurielles
et syphilitiques, qui ont résisté à toutes les médica-

tions. Je citerai quelques observations à l'appui de ce que j'avance; c'est par là que je terminerai.

PREMIÈRE OBSERVATION. — *Affection mercurielle.* — M. *** fut envoyé, l'année dernière, aux eaux d'Aix pour une affection jugée syphilitique par le médecin qui lui avait donné des soins. Agé de 32 ans, il avait eu plusieurs accidents syphilitiques primitifs, chancres, bubons, etc., qui tous avaient été combattus par les préparations mercurielles et notamment par la liqueur de Van-Swieten que M. *** avait prise à des doses énormes dans le mois de janvier précédent.

Lorsqu'il arriva à Aix au mois de juin 1855, il avait la muqueuse des joues, de la langue, des lèvres, tapissée d'ulcérations superficielles blanchâtres, à bords frangés et légèrement relevés.

Ces ulcérations dataient de quatre mois et s'étaient manifestées un mois après l'usage immodéré de la liqueur précitée. Hésitant à reconnaître avec son médecin une affection syphilitique secondaire, mais étant plus enclin à voir là des accidents causés par le mercure, je lui prescrivis des bains de vapeur et des frictions mercurielles, médication dont j'ai toujours constaté l'efficacité dans la première de ces affections.

Après trois frictions, il survint un ptyalisme qui me força à suspendre le traitement. [1] J'avais donc réelle-

[1] Ce fait tendrait à infirmer ce que mon ami le docteur Guilland a avancé dans son ouvrage sur l'hospice d'Aix, savoir, que le mercure ne cause jamais le ptyalisme lorsqu'il est pris concurremment avec nos bains et nos vapeurs.

ment affaire à une stomatite mercurielle. Je soumis le malade à l'action de l'eau de Challes, à la dose d'un demi-litre par jour, tout en continuant les bains de vapeur ; j'y joignis quelques légères cautérisations avec le nitrate d'argent, et j'eus la satisfaction de voir disparaître en quinze jours une affection qui jusque-là avait résisté à tout, même à l'usage de l'iodure de potassium pris à haute dose. J'ai appris que, dès lors, aucun accident ne s'était reproduit, et que la santé de M. *** ne laisse rien à désirer.

DEUXIÈME OBSERVATION. — *Syphilide larvée.* — Un jeune enfant de 12 ans fut envoyé à Aix, l'année dernière, par mon honorable confrère le docteur Dugast, professeur à l'école de médecine de Dijon.

Né d'un père valétudinaire, il avait eu une enfance très pénible ; d'un tempérament lymphatique nerveux très prononcé et d'une constitution très délicate, il avait présenté diverses formes de dermatoses qui avaient été attribuées à la transformation d'un état constitutionnel larvé.

Depuis trois mois, il lui était survenu aux jambes, sur les cou-de-pieds et aux orteils, de petites ulcérations superficielles, blafardes, fournissant un pus sanieux. Ces ulcérations se cicatrisaient d'un côté pour se reproduire de l'autre, et laissaient, après leur cicatrisation, de petits tubercules et des taches cuivrées à la peau. Tel était l'état de cet enfant lorsqu'il arriva à Aix. Je le soumis immédiatement au traitement suivant : bains d'eau sulfureuse avec addition de quatre bouteilles d'eau de Challes, deux verres de la même eau en boisson tous les jours.

Pansement des ulcérations avec de l'amadou imbibé d'eau de Challes, renouvelé deux fois par jour. Après vingt jours de traitement, les ulcères étaient cicatrisés, l'enfant avait recouvré l'appétit et le sommeil, son état s'était complètement amendé. La guérison ne s'est pas démentie dès lors.

A propos de ce malade, j'ai observé une chose que je n'ai vu notée nulle part, c'est que l'application de l'eau de Challes sur les ulcérations et les plaies vives, produit instantanément sur celles-ci une pellicule blanchâtre semblable à celle produite par le nitrate d'argent. La sensation de brûlure qu'éprouvent les malades, indiquerait que cette application produit une véritable cautérisation.

Cette pellicule disparaît dans moins d'une heure, et laisse une surface enflammée sur laquelle ne tardent pas à se montrer des bourgeons charnus qui hâtent la cicatrisation.

TROISIÈME OBSERVATION. — *Accidents syphilitiques tertiaires.* — M. R. F., 38 ans, de Toulon, tempérament bilieux, constitution affaiblie par les souffrances d'une longue maladie, vint prendre les eaux d'Aix en 1853.

M. R. a eu plusieurs affections syphilitiques primitives, chancres, blennorrhagies, etc. Il y a six mois

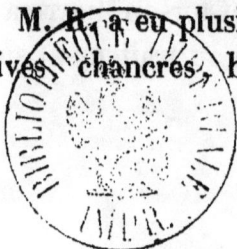

que se développèrent chez lui des accidents tertiaires,
ulcérations profondes sur le front intéressant l'os fron-
tal, induration de la glande maxillaire gauche, ulcérations superficielles sur le bras gauche près du coude,
état cachectique, douleurs ostéocopes.

Tel est l'état dans lequel ce malade se présenta à
moi le 25 juillet. Il me dit que les médecins, après
l'avoir soigné sans succès pendant plusieurs mois,
l'avaient engagé à passer quelque temps à la campagne,
et que, regardant cette ordonnance comme une con-
damnation, il était venu, en désespoir de cause,
essayer des eaux d'Aix.

Je le soumis immédiatement au traitement combiné
des eaux d'Aix et des eaux de Challes. Un litre par
jour de celle-ci, et tous les jours un bain de vapeur
d'une demi-heure à l'enfer, et matin et soir une pilule
de proto-iodure de mercure. Il faut noter que le malade
avait déjà consommé sans résultat une dose considérable de ce médicament.

Au bout de vingt-cinq jours de traitement, les
symptômes de la maladie s'étaient tellement amendés,
que le malade se regardait comme guéri, et est parti
dans les meilleures conditions possibles. Quoique je
ne l'aie pas revu, j'ai appris, l'année suivante, que
son état s'était encore amélioré, et que sa santé lui
avait permis de reprendre son travail qu'il avait dû
interrompre depuis longtemps.

C'est, sans contredit, un des plus beaux cas de
guérison que j'aie rencontré dans ma pratique. Il mon-

tre la confiance que l'on peut avoir dans l'action combinée des eaux d'Aix et des eaux de Challes ; car on ne peut en aucune façon attribuer ce résultat à la dose minime d'iodure de potassium avec laquelle j'ai cru devoir aider le traitement.

QUATRIÈME OBSERVATION. — *Rhumatisme compliqué de blennorrhagie chronique.* — M. S. C., étudiant en médecine à l'école de Lyon, arriva à Aix le 5 juillet 1854 pour combattre un rhumatisme subaigu datant de trois mois ; il était dans l'état le plus fâcheux : sa constitution, naturellement belle et forte, était complètement détruite par la maladie.

Les articulations tarsiennes des deux pieds étaient seules affectées, elles étaient énormément gonflées, et la moindre pression exercée sur elles, déterminait des douleurs violentes et un craquement très sensible à l'oreille. Il pouvait à peine faire quelques pas, soutenu par deux béquilles. La fièvre était très forte, l'appétit presque nul. En outre, il était affecté d'une blennorrhagie qui datait de plus d'un an, avec des rétrécissements considérables du canal de l'urètre.

Malgré l'état sub-aigu du rhumatisme, je soumis immédiatement M. C. aux bains de vapeur à l'enfer ; la blennorrhagie fut combattue par l'usage des eaux de Challes.

Après deux mois de traitement, l'appétit et l'embonpoint étaient revenus, le gonflement des articulations et la douleur étaient tellement diminués, que M. C.

pouvait marcher avec le secours d'une simple canne dont il se passait même dans la chambre. La blennorrhagie avait disparu. Cette guérison ne s'est pas démentie, car j'ai revu M. C. à Lyon, le printemps suivant; il marchait et courait aussi facilement que s'il n'avait jamais été malade.

CONCLUSION

Je résume ainsi l'action des eaux d'Aix dans les affections vénériennes.

Elles sont la pierre de touche qui sert à démasquer le virus syphilitique sous quelque forme qu'il se déguise.

Seules, elles ne peuvent le détruire, mais elles sont l'adjuvant souvent indispensable des spécifiques.

Elles guérissent merveilleusement les affections vénériennes transformées, si je puis m'exprimer ainsi, par l'abus du mercure.

La médication combinée des eaux d'Aix et des eaux de Challes est éminemment propre à détruire la diathèse syphilitique contre laquelle les autres traitements n'ont pas d'action.

Aix-les-Bains, 1er avril 1856.

Dr BERTIER.

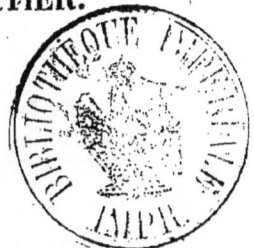

13